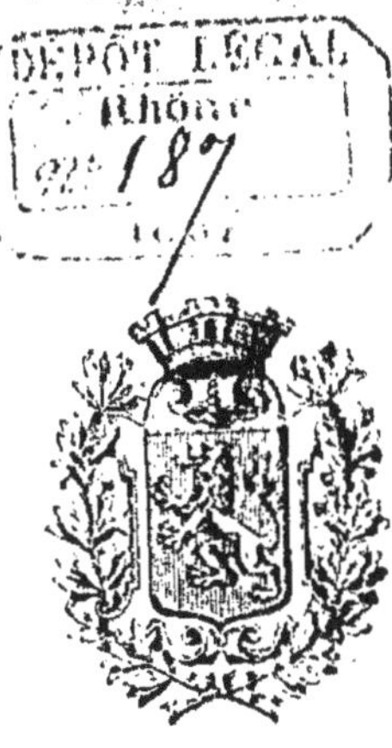

Dr Auguste VIAL

DÉGÉNÉRESCENCE MENTALE ET NEURASTHÉNIE

A. H. STORCK, ÉDITEUR
LYON

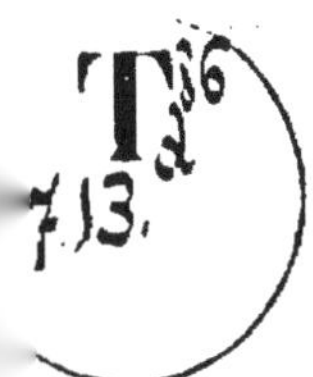

Dr Auguste VIAL

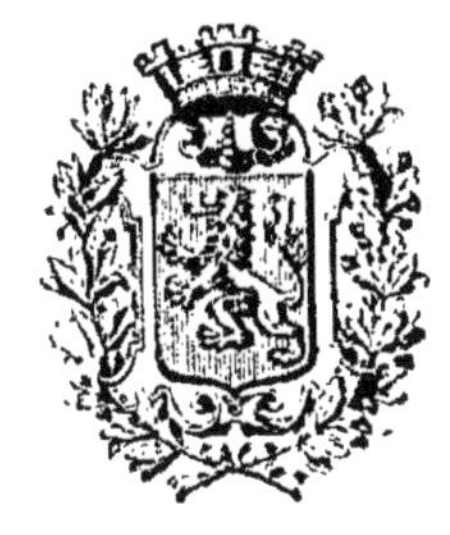

DÉGÉNÉRESCENCE MENTALE ET NEURASTHÉNIE

A. H. STORCK, ÉDITEUR
LYON

AVANT-PROPOS

L'étude de la dégénérescence de Morel et de Magnan montre comment la fonction morale subit la loi de régression.

Etendre le champ de la dégénérescence à tous les modes de la régression biologique, justifier l'entrée dans le groupe des dégénérés de l'aliéné héréditaire simple et du névrosé ; puis, étudiant à part la neurasthénie, montrer qu'elle est la souche de tous les états dégénératifs : telles sont, en deux mots, les idées que nous soutenons dans notre thèse.

Nous nous sommes inspiré du beau livre de Dallemagne : *Dégénérés et Déséquilibrés* ; avec lui nous sommes allé à l'encontre des doctrines classiques et officielles ; notre sincérité seule pourra peut-être nous faire pardonner notre hardiesse.

En 1857, Morel, admettant l'existence d'un type primordial parfait, définit ainsi et le premier la dégénérescence : « L'idée la plus claire que nous puissions nous former de la dégénérescence humaine est de nous la représenter comme une déviation maladive d'un type primitif.

« Cette déviation, si simple qu'on la suppose à son origine, renferme néanmoins des éléments de transmissibilité d'une telle nature que celui qui en porte le germe devient de plus en plus incapable de remplir sa fonction dans l'humanité, et que le progrès intellectuel, déjà enrayé dans sa personne, se trouve encore menacé dans ses descendants. Dégénérescence et déviation maladive du type normal de l'humanité sont donc, dans ma pensée, une seule et même chose. »

Morel fait de l'hérédité un criterium absolu et ne repose sa classification que sur l'étiologie.

Malgré les critiques dont sa conception est passible, l'influence de Morel est énorme.

On fait diparaître la notion du type parfait définitif de Morel et la théorie de la pluralité des espèces cède le pas aux doctrines de l'évolution et du transformisme.

Peu à peu une physiologie plus concrète du système nerveux vient synthétiser les vues, donner une base matérielle à la dégénérescence et montrer l'axe cérébro-spinal comme le foyer d'élaboration et de transmission de toutes les régressions.

En écartant l'erreur d'un type biblique et d'une tache originelle, la science peut se soustraire à l'idée de déchéance morale que Morel avait faite pour ainsi dire synonyme de dégénérescence. En considérant l'homme comme un être en évolution ascendante, laissant sur la route les moins adaptés, l'équilibre apparaît non comme le commencement, mais comme la fin et le but de l'évolution individuelle.

En renversant les barrières élevées entre les types, en vertu de l'involution, on peut rendre au groupe son unité dans une extension des lois de l'hérédité dont Morel limitait l'action aux groupes d'isolement.

Et la conception des héréditaires devient lucide par le décalque des subdivisions fonctionnelles de l'axe cérébro-spinal.

Force nous est d'examiner isolément l'influence d'un facteur auquel Morel et Magnan ont fait jouer un rôle essentiel dans la production de la dégénérescence : l'hérédité.

Pour Morel l'hérédité constituait un lien aux différents faisceaux de collectivité ; ce lien était en quelque sorte purement théorique. L'hérédité n'avait point pour faculté de semer entre ces subdivisions des attaches et des transitions.

On s'aperçoit vite que l'hérédité domine l'ensemble des phénomènes de la pathologie mentale, avec la même suite, la même énergie que, dans une même lignée, on voit dominer les ressemblances physiques et morales.

Mais l'hérédité cessant d'être un caractère exclusif au

groupe des dégénérés, l'existence spécifique de ce groupe se trouve compromise.

On étudie plus attentivement les faits, on établit des subdivisions parmi les héréditaires et on distingue l'héréditaire dégénéré de ce qu'on nomme l'héréditaire simple. Et Saury dit que l'héréditaire simple peut rester sain toute sa vie, quoique ayant en puissance la diathèse vésanique qui peut éclater sous une occasion favorable. Tandis que « chez le dégénéré, tout révèle un état organique essentiel, que des stigmates physiques permettent souvent de reconnaître même dès la naissance. Plus tard, les dispositions morales et intellectuelles viennent, elles aussi, et mieux que la conformation extérieure, dévoiler le cachet originel. De son côté, la folie, qui n'attend pour éclore que la cause la plus banale, présente des particularités inhérentes à la tare première ».

Mais la distinction fondée sur la présence de caractères congénitaux chez le dégénéré et l'existence d'un équilibre apparent chez l'héréditaire simple prête à la discussion. L'importance des stigmates n'offre qu'une base instable et secondaire.

Il devient donc indispensable de montrer que, même dans la folie, l'héréditaire dégénéré garde ses attributs spéciaux.

La discussion à la Société médico-psychologique débute par une communication de Falret. Déjà, en 1881, Garnier a posé la question : « Existe-t-il, oui ou non, des individus malades par lésion intellectuelle ou par altération morale, en face desquels un médecin expérimenté ait le droit ou le pouvoir de prononcer ce jugement : voilà la folie héréditaire ? Non, la constatation est autre ; elle signifie que le sujet auquel s'applique ce verdict doit offrir dans la nature, la forme et l'aspect de ces dispositions maladives, certains signes réalisant une individualité propre dans l'ordre des manifestations psychopathiques : Étrange type morbide, pour lequel le fait d'être malade n'est plus une anomalie suffisante et qui exagère la déviation jusqu'à être anormal dans la maladie même. »

Falret reprend la question, la décompose et montre que toutes les formes d'aliénation mentale portent l'empreinte de l'hérédité, et de plus que cette hérédité imprime des marques caractéristiques à chaque forme héréditaire.

A la suite d'un exposé aussi net, Magnan limite l'hérédité à la valeur d'une cause prédisposante et termine par la doctrine qui implique une folie héréditaire, indépendante des autres formes mentales.

Cotard veut admettre que d'autres causes peuvent produire la folie héréditaire et conclut que c'est l'âge où le malade a été atteint qui détermine la forme du mal.

Charpentier soutient que la folie ne se limite qu'artificiellement ; ses diverses formes n'ont aucun attribut commun ; elles sont fréquemment disparates, ne se soutenant que par des caractères négatifs ; l'hérédité comme lien doctrinal domine le groupement de toutes les folies transmises par hérédité.

Christian veut circonscrire et préciser la sphère d'action de l'hérédité. Il faudrait savoir limiter son rôle à l'état du père au moment de la conception ou à celui de la mère pendant la grossesse.

Magnan répond à Cotard que la précocité des accidents n'infirme en rien la théorie. « Et j'espère, dit

Magnan, que M. Cotard admettra avec moi qu'un enfant qui, dès l'âge de cinq ans, a des érections à la vue d'une tête de vieille femme et qui, plus tard, est obligé d'invoquer cette image pour cohabiter avec sa femme, est un être dont l'hérédité seule a pu altérer si tôt la conformation normale. »

A Charpentier : Nous n'avons jamais eu l'intention de mettre tant de choses dans la folie des héréditaires. N'y entre pas qui veut.

Enfin à Christian : Peu importe pour la doctrine que l'influence pathologique se fasse sentir dans telle ou telle condition : l'important, c'est qu'elle existe.

L'opinion de Falret et de Magnan réunit les adhérents les plus nombreux et triomphe même de résistances autorisées.

A l'étranger, Westphall lutte contre la conception de Magnan. Jastrowitz répond qu'il y aurait lieu d'établir que chez un homme complètement sain, pur de toute tare héréditaire, de toute prédisposition, les conceptions irrésistibles apparaissent brusquement, comme l'orage au milieu d'un ciel serein.

Ainsi, à Paris comme à Berlin, mêmes hésitations motivées à l'aide d'arguments analogues.

Les difficultés sur la question de l'hérédité morbide se renouvellent sous une forme déguisée quand, au Congrès de médecine mentale de Belgique, Garnier propose la classification de Magnan qui renferme dans son quatrième groupe (folie des dégénérés, syndromes épisodiques et délires semblables), tout le groupe des dégénérés : les idiots, les imbéciles, les débiles et les déséquilibrés.

La classification de Garnier n'est pas adoptée et trois

mois après, au Congrès de Paris, on soumet un projet de statistique internationale des maladies mentales, proposé par Morel, de Gand.

Que résulte-t-il de cette longue discussion ? Toute réponse catégorique serait prématurée. Le rôle de l'hérédité sera-t-il suffisamment élucidé pour permettre un jour des systématisations inattaquables ? A l'heure qu'il est, la seule voie ouverte est celle des observations minutieuses et détaillées. Quand on verra tout à coup, comme le dit le savant allemand, l'orage éclater sans raison dans un ciel serein, il faudra s'incliner, Jusque-là, nous sommes en droit de fouiller le problème de l'hérédité jusque dans ses derniers retranchements, dans ses débuts insidieux, au milieu de ces bizarreries, de ces détraquements, indices du déséquilibre qui évolue, et qui sont déjà de la dégénérescence.

Mais l'involution héréditaire n'est pas le seul des arguments invqués en faveur de l'existence d'un groupe dégénératif et autonome. D'autres caractères communs viennent renforcer les lésions héréditaires. Nous avons parlé de la notion des stigmates et de celle, plus caractéristique et plus générale, de l'impulsivité.

Esquissons maintenant la méthode de Magnan et l'étendue qu'elle octroie au groupe des dégénérés. « Pour réussir à comprendre et à démêler les dégénérescences véritables, il n'y a qu'une méthode qui ne soit pas trompeuse, c'est l'étude progressive des infirmités congénitales du cerveau, en partant des lésions générales et manifestes de l'idiot profond, pour arriver successivement aux lésions locales partielles dissimulées des irréguliers. On comprend alors, par les transitions pour ainsi dire insensibles qui les rattachent l'un à l'autre, que le dégénéré, tout en haut qu'il soit de l'échelle, est de la même famille que l'idiot. »

Cette manière de concevoir la filiation des états de dégénérescence suscite des résistances.

Falret lui-même craint que Magnan ait admis trop facilement des êtres physiologiques anormaux, des prédisposés, plutôt que des héréditaires confirmés. Magnan se défend en montrant chez ces anormaux les caractères analogues à ceux des vrais héréditaires et en demandant quelle est alors la limite. « L'avantage de la méthode, dit Magnan, c'est que l'on a pu réunir, dans un même cadre, des malades à manifestations différentes, mais reliés entre eux par un caractère commun, qui n'est autre qu'un état héréditaire, et de pouvoir ainsi, par l'examen facile des uns, s'expliquer l'attitude des autres. »

Et Magnan trace le tableau des dégénérescences mentales, tableau que tout le monde connait.

L'étude du groupe ainsi limité aux régressions mentales nous inspire quelques réflexions.

La dégénérescence implique avant tout une notion biologique et son criterium essentiel est la stérilité individuelle aboutissant à l'extinction de la souche. Elle ne peut se limiter aux seules régressions de l'esprit.

Si la fonction mentale, par sa complexité, par l'apparition prématurée de ses déviations, par la sériation qu'on peut y tracer et le parallélisme de son involution avec l'involution générale, a sollicité particulièrement la curiosité et l'étude, elle ne doit pas, à elle seule, masquer la portée des processus dégénératifs. Sous peine de perdre leur plus solide appui, ces processus doivent garder leur signification spécifique et biologique. Du reste, cette involution mentale qui va du dégénéré supérieur à l'idiot n'est qu'un mode de la régression biologique. Nous sommes donc en droit d'étendre le groupe des dégénérés aux autres modes de cette même régression : et ce n'est point la fonction mentale qui doit être la pierre de touche de la dégénérescence, mais bien l'état d'équilibre biologique.

La sûreté des coordinations inférieures que nous appelons sensations est la condition première de l'adaptation de l'individu au milieu. Dans le seul domaine des nécessités psychiques en vue des synthèses et des coordinations à venir, le besoin d'adaptation se traduit par l'imagination. « L'imagination de chacun, dit Maudsley, crée réellement ou produit des monstruosités et des avortons, selon que l'esprit est bien fourni de connaissances solides et possède, par conséquent, des concepts vrais, ou bien imparfaitement fourni et rempli de concepts faux ; en d'autres termes, selon que l'individu est ou n'est pas en harmonie avec la nature. » Par la coordination, l'adaptation et l'harmonie, nous passons, comme par des transitions naturelles, à la notion d'équilibre.

Une définition de l'équilibre en biologie ne peut que schématiser un moment de l'évolution d'un individu et dans le même espace. L'équilibre définitif serait la mort physiologique et psychique comme il marquerait l'éternelle inertie du monde physique. L'équilibre biologique représente simplement l'adaptation limitée à une portion du temps et de l'espace.

Encore une fois, ceci ne constitue pas une critique des

vues de Magnan, qui ne pouvait étudier les dégénérés que par leur côté mental sous peine d'empiéter dans le territoire de la biologie et de la sociologie. Ce sera la gloire de l'école de Sainte-Anne d'avoir sérié les dégénérés avec le seul élément de la fonction mentale.

Ainsi, l'étendue de la dégénérescence ne doit pas se limiter aux seules involutions mentales. La loi de régression s'attache d'abord aux acquis les plus récents, elle s'attaque en premier lieu à l'élément psychique. C'est dans le domaine de l'écorce, de l'individualité pure, dans le monde des idées, des images, qu'elle porte ses premiers coups.

L'involution schématisant à rebours l'évolution, c'est la vie affective, dans ses centres opto-striés, qui se déséquilibre en second lieu.

Enfin, sous l'effort de l'hérédité accumulée, la vie végétative se trouble à son tour.

Dans les désordres psychiques, la vie sociale répercute et amplifie les perturbations et fournit les stigmates sociologiques.

Les troubles affectifs dépendent des stigmates biologiques et fonctionnels.

Les tares organiques se révèlent dans les dégradations irréparables de la vie végétative.

L'involution et sa formule générale, la loi de régression, dictent donc le sens et le groupement des dégénérés. C'est en somme la méthode de Magnan étendue et justifiée par l'intervention de la loi de régression et la systématisation des fonctions essentielles, tant spécifiques qu'individuelles.

Dans les dégénérés nutritifs nous rangeons crétins, myxœdémateux, idiots, imbéciles ;

Dans les dégénérés de second ordre, les dégénérés de la motricité, de la sensibilité, de l'activité sous toutes ses formes et surtout les affectifs, c'est-à-dire les psychopathes sexuels ;

Dans la dernière catégorie, les déséquilibrés de l'intellect, toute la série des phobiques, des obsédés. Avec eux, nous entrons dans la vie courante où l'on trouve tous les germes de la déséquilibration sous toutes ses formes.

Il y a là une nécessité schématique qui s'impose pour l'exposition. Les fonctions ne se subdivisent pas avec cette régularité.

Tout s'influence, se relie, se coordonne. La nutrition n'est jamais troublée sans une répercussion fonctionnelle adéquate ; le déséquilibre psychique a des retentissements nutritifs indéniables, et les émotions sont une source d'altérations de la santé générale et de la santé psychique.

Or, dans le groupement des dégénérés, il faut tenir compte de restrictions analogues et d'égale portée. Le premier type présente une vie affective réduite et une vie psychique nulle. Le psychopathe sexuel souffre de troubles généraux et son activité intellectuelle reflète la teinte de sa sexualité morbide. Enfin, le bizarre, l'excentrique, le maniaque, l'obsédé, le phobique ne sont pas exempts de troubles nutritifs et affectifs.

La schématisation n'est donc valable que dans l'ordre quantitatif. Elle n'implique que des variations portant sur la prédominance de telle ou telle systématisation organique et fonctionnelle. Mais cette solidarité des déséquilibres donne à leur ensemble un caractère d'unité ; elle autorise leur groupement et leur sériation : elle affirme le retentissement de l'une sur l'autre et montre l'échelle d'involution non plus seulement réelle en théorie mais vraie sur le terrain des faits eux-mêmes.

Dans la sériation ainsi comprise de la dégénérescence mentale, nous venons ainsi de faire entrer les névroses, nous justifiant par une conception plus étendue de l'involution. Nous nous hâtons toutefois de déclarer que les démarcations établies dans l'ensemble des manifestations mentales ne sont nullement compromises ou méconnues. Les nouvelles variétés cliniques n'établissent que des distinctions relatives au point de vue des conditions fondamentales de la régression dégénérative. Et nous ne serions pas autorisé à faire entrer dans le groupe des dégénérés les aliénés simples et les névropathes que l'on distrait d'habitude sans avoir auparavant démontré que les criteriums essentiels de la dégénérescence coexistent régulièrement, dans des mesures variables mais positives, dans toutes les variétés nouvelles.

Jusqu'à présent, héréditaires simples et névropathes semblent exclus du groupes des dégénérés grâce à une espèce de dosage des tendances et des habitudes régressives. Ils paraissent n'avoir pour la dégénérescence qu'une inclination virtuelle, et on les écarte pour la seule raison que la régression n'est considérée comme définitivement établie que du jour où l'hérédité très chargée met la prédisposition héréditaire au premier plan des facteurs dégénératifs.

En aliénation mentale, cette proposition est nette. L'héréditaire simple ne porte en lui qu'une prédisposition atténuée et en quelque sorte virtuelle ; le dégénéré trahit l'intensité de la sienne par des stigmates nombreux et des déséquilibrations précoces. L'héréditaire simple ne succombe qu'à la longue et souvent sous la pression accumulée des circonstances; le dégénéré faiblit dès ses premiers pas dans la vie, et les moindres perturbations minent en lui un équilibre instable et précaire.

Mais ces distinctions n'impliquent que des différences d'ordre quantitatif et n'anéantissent point le lien familial qui réunit l'aliéné héréditaire simple et l'aliéné dégénéré. A tel point que l'on peut dire que l'héréditaire dégénéré, c'est l'héréditaire simple à la seconde puissance. Les délimitations cliniques disparaissent donc devant l'étendue de la notion de dégénérescence. La régression débute, en réalité, chez l'héréditaire simple et on serait même autorisé à la reporter plus loin encore, à la reculer jusqu'à l'ancêtre de ce prédisposé à la première puissance.

L'intensité de la prédisposition justifie donc seule les démarcations cliniques établies entre les aliénés. En réalité, l'involution dégénérative a le droit de les réclamer tous.

Ils lui appartiennent à des titres divers, et ne peuvent se soustraire au fatum de la régression.

Il en est de même des névropathes qui figurent de droit dans la même famille. Là encore l'extensibilité seule de la prédisposition justifie des hiérarchies qu'il serait peu scientifique d'opposer les unes aux autres. Du reste, voici les raisons qui militent en faveur d'une interprétation régressive des diverses névropathies.

Il est classique de séparer le névropathe du dégénéré, quand un dégénéré présente l'une ou l'autre des névroses, on a coutume de dire qu'elle évolue en terrain dégénératif.

Le dégénéré fait alors de l'épilepsie, de l'hystérie, de

la neurasthénie. La névrose est absolument distincte de la dégénérescence et l'on formule une hérésie quand l'on prétend que tous les hystériques, tous les épileptiques, tous les neurasthéniques sont des dégénérés.

En réalité qu'exprimons-nous en disant qu'une névropathie aggrave la dégénérescence ? Nous affirmons qu'en dehors de la névrose, le sujet présente une série d'anomalies de nature régressive. Or, personne ne nie la teneur héréditaire de la névropathie. On avoue donc qu'en dehors de prédispositions névropathiques le sujet est porteur de prédispositions dégénératives. En résumé si ces prédispositions que l'on veut disparates sont des sommes de déséquilibres, on se borne à charger l'hérédité, à amplifier la prédisposition du dégénéré névrosé. Cette prédisposition agrandie, on l'oppose à la prédisposition limitée du névropathe simple qui semble ne comporter, en effet, qu'une seule tendance à la déséquilibration.

En dernière analyse, on arrive à déclarer qu'il y a une différence de plus ou de moins entre le névropathe simple et le névropathe dégénéré. A propos de l'hérédité vésanique, nous avons déjà mentionné une dissociation semblable entre l'aliéné simple et l'aliéné dégénéré. Déjà nous avons concédé qu'une telle hiérarchie pouvait se justifier par les besoins de la clinique, mais une analyse plus serrée nous conduisait à rapprocher les deux variétés, à les englober toutes deux sous la loi de la régression.

Par analogie déjà nous pourrions conclure des vésanies aux névropathies ; mais nous voulons que d'autres raisons emportent la conviction après l'examen contradictoire des considérations qui prétendent s'opposer encore à l'assimilation du névropathe et du dégénéré.

Nous devons d'abord tenir compte des répugnances, des antipathies que pareille thèse soulève. Oui, il y a une difficulté bien grande à ranger dans une même catégorie névropathes et dégénérés et cette difficulté résulte des impressions pénibles et brutales qu'évoque en notre esprit l'appellation de dégénéré. On avoue volontiers les aspects brillants, séduisants même d'une névropathie ; c'est avec complaisance que l'on étale les originalités, les bizarreries, d'autant plus que l'on a appris que ces légères déviations de la normale n'allaient pas parfois sans une pointe de génie. Au contraire, « dégénéré » comporte dans nos imaginations prévenues quelque chose comme une déchéance irrémédiable, faite à la fois d'hébétude, d'abrutissement et d'impuissance.

Ces considérations, toutes de sentiment, nous arrêteraient davantage si nous avions l'habitude de nous payer de mots. Nous les écartons vite pour envisager la doctrine classique à propos des névroses. L'idée de dégénérescence implique avant tout celle de transformations et d'involutions, c'est-à-dire qu'elle détruit l'unité du type, unité qu'elle reconnait seulement dans la collectivité pathologique. Or, la conception habituelle de la névrose affirme son unité et son indivisibilité et fait de la dite névrose une maladie.

Mais on ne peut établir l'unité d'une maladie que sur l'identité constante de la cause, des symptômes ou des lésions. Or, l'unité des névroses ne peut se réclamer d'une cause unique ou de lésions toujours semblables à elles-mêmes. Les causes sont innombrables et varient avec la prédisposition du sujet. Veut-on même faire entrer la seule prédisposition en ligne de compte étiologique, elle-même varie dans des limites très éloignées, à telle enseigne que l'on est parfois en droit de rechercher les facteurs premiers étiologiques chez les ascendants du névrosé. Quant aux lésions, qu'il nous suffise de dire qu'elles sont inconnues pour la plupart, insoupçonnées même et il ne nous reste plus que la symptomatologie pour justifier cette prétendue unité de la névrose. Faible et fragile base qui est obligée d'englober les troubles les plus disparates, les plus simples comme les plus complexes, les plus superficiels comme les plus graves. Du reste cette unité ne repose souvent que sur la substitution d'un symptôme à l'autre et la chaîne n'apparaît continue que dans le temps, non plus pour l'individu mais pour l'espèce et à la faveur d'un artifice. En somme, cette unité se résout à une substitution de faits morbides unifiés seulement par le malade dans lequel la série évolue.

Nous voilà donc bien loin de la conception d'une névrose une et indivisible. Cette conception se réduit à une sériation de déséquilibres dont la seule substitution a pu donner l'image de l'unité. On pourrait affirmer que le peu de gravité de quelques-uns de ces troubles exclut l'idée de dégénérescence : mais les névropathes se retrouvent à tous les degrés de l'échelle régressive et comportent ainsi des variétés dégénératives.

Toutefois il y a mieux pour justifier l'entrée des névrosés dans la famille des dégénérés. La dégénérescence nécessite avant tout un triple criterium : elle réclame la prédisposition, l'involution, la déchéance finale. Toute manifestation dégénérative implique une prédisposition qui, s'accentuant héréditairement, permet le développement d'une série régressive aboutissant à l'extinction de l'individu ou de sa race.

Notre travail devrait continuer par l'examen de toutes les névropathies; nous devrions maintenant montrer chaque membre de la famille névropathique satisfaisant au triple criterium de la dégénérescence. Nous nous sommes borné à l'étude de la neurasthénie et notre désir est de prouver que la neurasthénie fait partie du groupe de la dégénérescence.

Les origines de la neurasthénie sont très reculées. Quoique inconnue sous ce nom, on prétend qu'Hippocrate l'a décrite avec force détails Plus tard on la retrouve sous des étiquettes d'emprunt et elle devient successivement l'irritation spinale de Franck, la névro-spasmie de Brachet, la névralgie générale de Valleix, la névrose protéiforme de Cerise, l'hypéresthésie générale de Monneret, l'état nerveux de Saudras, le nervosisme de Bouchut. Enfin, en 1868 et 1869, Béard commence des publications et dix ans après, il publie son livre sur l'épuisement nerveux, « que l'on peut considérer, dit Mathieu, comme la bible de la neurasthénie ».

En Allemagne, Griesinger, Arndt, Mœbius et Ziemsen contribuent à populariser l'étude de la névrose. En France, Huchard, des premiers, fait connaître la neurasthénie, et en donne une conception pathogénique que nous discuterons. Mais l'intervention de Charcot peut être considérée comme faisant date dans l'histoire de la neurasthénie, et depuis, plusieurs travaux importants se sont succédé. Paul Blocq fait une revue de la névrose et des névrosés ; Levillain s'attache à traduire les opinions de Charcot ; Bouveret montre les rapports de la dyspepsie et de la neurasthénie ; l'ouvrage le plus récent est celui de Mathieu.

En dehors de ses symptômes, la neurasthénie ne se

définit guère que comme une forme d'affaiblissement, d'irritabilité maladive du système nerveux.

Et parmi les symptômes, il faut en distinguer d'essentiels et de secondaires. Les stigmates réels comprennent : la céphalée, l'insomnie, la dépression cérébrale, l'asthénie névro-musculaire, la rachialgie et la dyspepsie, par atonie gastro-intestinale.

La dyspepsie semble tenir le premier rang. Très fréquente, elle a donné lieu à de nombreuses luttes doctrinales et l'on compte deux écoles qui divisent l'opinion à ce sujet. Celle de Charcot et de ses élèves fait de la neurasthénie une maladie essentiellement nerveuse, et du neurasthénique dyspeptique, un névropathe avant tout.

Bouchard et Hayem priment au contraire la dilatation stomacale ou le chimisme stomacal perturbé.

Quoi qu'il en soit, les troubles dyspeptiques constituent un des caractères pathognomiques de la neurasthénie. On admet une dyspepsie nervo-motrice et une dyspepsie par sécrétion anormale. La première, plus fréquente, n'est pas toujours identique à elle-même, et évolue jusqu'à la dilatation, accompagnée de stase et de fermentations toxiques du contenu stomacal. La seconde forme s'accompagne rarement d'hyperchlorhydrie, elle est plutôt atonique, elle peut enfin tolérer la stase des aliments.

Après les troubles gastriques vient la céphalée. Variable, localisée et lancinante, diffuse et lourde, constrictive, elle peut être le seul symptôme de la névrose. Il lui arrive d'être unilatérale, de constituer l'hémineurasthénie. Diurne plutôt que nocturne, elle commence au réveil, cesse aux repas, reprend avec les digestions, est soumise aux influences du travail intellectuel, de la lecture, du bruit, des émotions. Elle accompagne d'habitude la dyspepsie.

Après la céphalée, l'insomnie vient compliquer le tableau. Le neurasthénique s'endort d'un sommeil lourd après le repas du soir, sommeil entrecoupé de cauchemars. Définitivement le souffrant se réveille et passe le restant de la nuit dans le malaise et l'agitation.

L'asthénie cérébrale imprime au neurasthénique un cachet particulier.

C'est une disposition toute spéciale qui n'est en somme qu'un affaiblissement de la personnalité. Elle porte sur l'attention et la perception, peut présenter des répits tout comme aussi conduire à l'apathie.

Cette asthénie, par la faiblesse et la fragilité des volitions, nous traduit déjà un dynamisme instable et caractérise une impuissance soit localisée, soit généralisée à l'ensemble des départements du système nerveux.

Et le neurasthénique s'inquiète de son aboulie, son caractère s'aigrit ; le découragement, la tristesse, la mélancolie naissent de ces circonstances tout comme les phobies dont nous reparlerons.

L'amyosthénie matutinale est fréquente aussi. Elle prend le malade au réveil, s'exaspère avec la dyspepsie, le quitte imparfaitement dans le cours de la journée.

Citons la rachialgie qui a beaucoup perdu de son importance ; le vertige qui, associé parfois aux troubles dyspeptiques, est aussi d'essence neuropathique.

Suivant l'école de la Salpêtrière, la neurasthénie n'a pas besoin de tant de signes pour obtenir ainsi droit de cité dans le domaine névropathique. Elle peut se réduire, en dehors même des stigmates, à une localisation isolée, permanente.

Il existe enfin une série de manifestations secondaires que nous devons signaler. Elles consistent en troubles de la motilité — paralysies, parésies, tremblements, crampes; de la sensibilité — finesse maladive allant jusqu'à l'hypéresthésie: — des organes des sens — asthénopie, rétrécissement concentrique du champ visuel, hypéresthésie de l'ouïe, hallucinations de la vue et de l'ouïe, bizarreries et caprices du goût et de l'odorat. — Les viscères eux-mêmes n'échappent point à la perturbation et l'on a signalé des palpitations allant jusqu'à la tachycardie paroxystique ou l'angine de poitrine, des varioles émotives, des désordres génito-urinaires.

De toutes les causes de la neurasthénie, la plus indispensable de toutes est la prédisposition, en dehors de la prédisposition il n'existe que des causes occasionnelles, que des agents provocateurs. Les plus essentiels sont les troubles gastriques et génito-urinaires, le surmenage, les émotions, l'ambition, la passion, le travail intellectuel. Il est encore des causes banales de la neurasthénie et qui tiennent à l'hygiène et au régime.

Nous les laissons de côté pour aller au facteur le plus important de la névrose, la prédisposition, mais la prédisposition implique l'hérédité. Toutefois comme on a parlé de prédisposition acquise, il nous faut séparer l'hérédité de la prédisposition.

De quelle façon intervient l'hérédité dans la neurasthénie? Dejerine affirme et tous les auteurs sont d'accord avec lui sur ce point, que l'hérédité de la neurasthénie ne souffre aucune discussion. L'hérédité est directe ou transformée, l'observation clinique en témoigne chaque jour. Il n'y a donc pas lieu d'insister sur ces questions.

Mais lorsque l'hérédité semble faire défaut, il faut alors se rabattre sur la prédisposition, Qu'est-ce donc que la prédisposition héréditaire ?

A-t-elle un centre dans le système nerveux ? Est-ce un déséquilibre permanent toujours égal à lui-même ? Y a-t-il des séries dans ce déséquilibre ? Nous savons bien que les uns atténuent la prédisposition, au point de la rendre si floue et si vague que le moindre défaut de cette conception est d'anéantir la prédisposition elle-même. D'autres soutiennent au contraire que la prédisposition s'acquiert progressivement, ce qui ne mérite pas la peine d'une discussion, car on est, dans ces conditions, dans l'impossibilité absolue de délimiter la naissance et les contours de la prédisposition et de la neurasthénie, dans l'impossibilité absolue de dire : Là finit la prédisposition, là commence la neurasthénie.

Au fait, en l'état actuel de nos connaissances, le problème ainsi posé est insoluble et peut-être ne faut-il voir là dedans qu'un vilain tour que nous jouent les mots dont tout le monde saisit la signification indécise, mais que personne ne définit.

La difficulté peut être tournée de la façon suivante. La neurasthénie est loin d'être une incarnation directe d'une cause toujours identique à elle-même. La multiplicité de ses facteurs, son défaut d'unité en font une résultante. La neurasthénie provient d'un conflit de l'organisme et du milieu. L'organisme offre au milieu ambiant une résistance quelconque. Cette résistance est une somme de toutes les résistances inhérentes à l'évolution de chaque organe du corps et tout ce qui réduit l'une ou l'autre des vitalités organiques diminue d'autant la vitalité générale.

Les causes perturbatrices de cette vitalité générale atteignent proportionnellement les différentes résistances organiques La cause de son côté est plus ou moins intense, plus ou moins continue, plus ou moins précoce. Elle n'a pas pour tous la même valeur.

Or tous les éléments du problème posé plus haut sont contenus dans ces diverses données. Cette formule permet de comprendre la neurasthénie pathologique elle-même, celle qui résulte exclusivement d'une perturbation morbide individuelle. Est-ce que toute convalescence n'est pas une neurasthénie plus ou moins marquée ? Les adversaires de cette conception reconnaissent eux-mêmes qu'il est des convalescences qui schématisent presque toute la symptomatologie de la neurasthénie. Ils parlent alors d'accidents neurasthéniformes qu'il leur est impossible de classer dans le cadre nosologique sans avoir recours à l'étiquette de neurasthénie. En dehors des neurologues de la Salpêtrière, M. Destrée a dit avec beaucoup d'à-propos que l'influenzé convalescent est un véritable neurasthénique, et Fournier a démontré l'éclosion possible d'une neurasthénie au cours de l'évolution de la syphilis. En réalité, les intoxications, les infections font-elles autre chose que de nous renseigner sur les résistances organiques, leur coordination, leur solidarité et leur valeur particulière ?

Dans la neurasthénie, il y a conflit entre les causes déprimantes et les résistances organiques. Eh bien, lorsque cette somme de résistances est au-dessous d'une moyenne fictive théorique, on est en droit de parler de prédisposition. Que la moyenne baisse et l'intensité de la cause s'atténue à son tour au point de se perdre dans la banalité de l'existence ; lorsque la cause sera enfin si vague et indécise, si indéterminée qu'un esprit non prévenu pourrait la nier, la neurasthénie sera dite essentiellement héréditaire : elle semblera ne relever que d'elle-même, éclatant à propos de tout et à propos de rien. Renforcez au contraire les résistances et l'action de l'agent provocateur deviendra intensive et continue. La prédisposition s'effacera, la neurasthénie sera dite acquise. Nous en arrivons ainsi à dire que la neurasthénie est une rupture d'équilibre entre les périodes d'épuisement et de réfection qui constituent la vie quotidienne ; elle devient facteur de fatigue, elle se rattache aux conditions physiologiques normales.

En fin de compte, la prédisposition existe légitimement parce qu'il y a une supériorité réelle du nombre des neurasthéniques issus d'une résistance amoindrie primordialement.

La neurasthénie reconnaît donc le plus souvent comme cause une diminution de la synergie organique congénitale. Et cette asthénie siège dans le système nerveux.

Après un certain temps d'une évolution sur place et comme localisée, ce trouble s'extériorise, le circuit se ferme progressivement, le déséquilibre local se généralise, pénètre plus avant dans le système et finit par imprégner l'organisme jusque dans ses éléments reproducteurs. C'est là le point de départ pour la postérité ou plutôt vers la déchéance. Car l'hérédité qui va transmettre ce trouble va le capitaliser et les résistances affaiblies nécessairement aboutiront dans la descendance à la dégénérescence sous toutes ses formes.

Hâtons-nous d'ajouter que les croisements interfèrent

l'asthénie tout comme aussi parfois ils la précipitent en la grossissant à chaque génération.

Il ne faut oublier aussi qu'on peut devenir neurasthénique sans tare préalable. Par l'acquis donc, la série des névroses se prolonge jusque dans la vie physiologique, l'échelle dégénérative se complète et le dégénéré se trouve pour ainsi dire rattaché au type normal.

« La tendance actuelle, dit Dejerine, est de voir dans la plus commune, la plus banale des névroses, dans la neurasthénie, le point de départ de toutes les affections du système nerveux. La source de cette grande famille de neuro-pathologiques, c'est la neurasthénie, qui la crée et l'entretient à la fois. Elle la crée en vertu des lois de l'hérédité, dont les effets cumulatifs, s'exerçant à travers plusieurs générations, se traduisent sur les descendants des neurasthéniques par des formes morbides de plus en plus graves, amenant à leur suite la dégénérescence physique et mentale, ainsi que l'extinction de la race. Elle l'entretient, car, pouvant se développer de toutes pièces chez un sujet sans tare héréditaire, elle est par conséquent la seule des affections du système nerveux qui ne reconnaisse pas toujours l'hérédité pour cause, qui puisse s'acquérir sous l'influence de certaines circonstances données sans prédisposition antérieure aucune. C'est la neurasthénie qui, fournissant sans cesse de nouveaux éléments à la grande famille neuro-pathologique, s'oppose à l'extinction de cette dernière, de par les lois fatales de l'hérédité convergente, combinées avec les lois de dégénérescence. »

Ainsi se trouvent expliqués et la neurasthénie acquise et le rôle de cette névropathie dans la genèse des états dégénératifs. Mais s'il y a des degrés de la neurasthénie, à côté de la névrose, il y a la série des névropathes. Il nous faut donc caser les neurasthéniques dans l'échelle régressive et nous y arriverons par l'examen comparatif des stigmates du neurasthénique et l'étude des types individuels.

Il y a une véritable pénurie de stigmates anatomiques chez le neurasthénique accidentel. Ordinairement les tares physiques font défaut.

L'héréditaire, au contraire, possède une physionomie particulière qui le rattache, s'il ne l'identifie pas, à l'arthritique.

Nous voyons là une preuve de la réduction progressive des tares physiques au fur et à mesure que nous remontons l'échelle des névroses.

Les stigmates physiologiques sont également plus marqués chez l'héréditaire qui d'emblée est un céphalalgique, un migraineux, un dyspeptique, un asthénique. L'autoneurasthénique ne présente que des poussées que dissipent rapidement l'hygiène et le repos.

Au point de vue intellectuel il en est de même et de l'héréditaire à l'acquis on voit s'atténuer les stigmates moraux, depuis la phobie, l'impulsion, la mélancolie jusqu'à l'instabilité d'humeur, l'inertie intellectuelle passagère, la faiblesse de la volition.

Tels sont les caractères généraux qui s'adaptent assez bien à la moyenne des neurasthéniques.

N'oublions pas cependant que la névrose peut se localiser dans un seul appareil et spécialiser ainsi son malade. Il en résulte, sur ce fonds moral que nous venons de décrire, des types plus ou moins différenciés par le fait de l'exagération de l'un ou de l'autre symptôme.

Nous examinerons rapidement quelques-uns des types que caractérisent ces diverses manifestations de la neurasthénie.

L'asthénique cérébro spinal est l'héréditaire par excellence. Précocité des accidents, intensité de quelques-uns d'entre eux, bizarreries fréquentes, phobies diverses, rien ne manque au tableau. Et à propos de ces derniers troubles il serait bon de faire justice des dissociations que l'on s'obstine à faire entre les symptômes particuliers de la névrose et ce que l'on nomme les syndromes de la dégénérescence.

Syndromes dégénératifs et symptômes neurasthéniques ne sont que des manifestations du déséquilibre, qui va en s'accentuant, de la simple dissociation fonctionnelle à l'anéantissement de l'énergie totale qui fait le fond de l'hérédité et la raison de notre existence. Chaque fonction traduit le déséquilibre à sa façon et proportionnellement à la perturbation et à l'asthénie.

Les troubles peuvent être généralisés et réaliser ainsi la névrose dans toute sa pureté ; ils se localisent parfois aussi, comme les topoalgies de Blocq, les algies centrales de Huchard. Se réfugiant dans le domaine de l'émotivité et de l'intellectualité, ces troubles y créent des neurasthénies psychiques. Les manifestations de la névrose ne sont donc qu'une des modalités de syndromes dégénératifs et on ne saurait les distinguer que pour les sérier dans leur signification régressive. Et à ceux qui prétendent que la dégénérescence s'adjoint parfois à la neurasthénie on répond que la neurasthénie constitue le terrain indispensable aux syndromes mentaux dégénératifs.

L'asthénie cérébrale chez la femme se caractérise, d'une

façon générale, par l'intensité extrême de la dépression cérébrale et l'épuisement nervo-moteur qui peut aller jusqu'à la phobie de la station debout, de la marche.

Notons une physionomie spéciale du neurasthénique cérébral, le migraineux périodique, précoce, avec tendances à la mélancolie, au découragement.

Le dyspeptique peut revêtir une forme légère, précoce parfois, acquise fréquemment; mais il peut être atteint plus gravement et faire de l'auto-intoxication. Le malade vomit fréquemment, a de l'inappétence, sa nutrition se détériore; l'hypocondrie le prend tout entier; il souffre et fait souffrir tout son entourage, indifférent à tout ce qui n'est pas lui; il restreint son alimentation tout comme son activité; il tombe enfin de dyspepsie en cachexie.

Le génito-urinaire se distingue de la plupart des autres. Alors même que l'affection de ses organes est guérie, il devient faux urinaire, timide, scrupuleux, préoccupé, continent, impressionnable. Ce malade est un pudique et finit par faire de l'hypocondrie.

Telles sont les principales variétés des neurasthéniques dont l'individualité très nette fait des types nettement reconnaissables.

Il nous reste enfin à parler des stigmates sociologiques de nos névrosés. Ceux qui sont gravement atteints, frappés d'une dépression générale sont des extra-sociaux; ils sont hors de l'activité commune; les éclaircies que leur laisse la névropathie les réveillent imparfaitement. Ils sont craintifs, découragés, incapables de se conduire eux-mêmes; ils obéissent toute leur existence. Les émotifs, inquiets, défiants, grands amis de la chicane, toujours incompris, sont les asociaux et les antisociaux.

Quant aux geignardes, elles sont une véritable calamité pour le foyer. Bien triste est leur intérieur où tout est à l'abandon, jusqu'aux enfants. Très tolérantes pour elles-mêmes, elles ne supportent aucune contradiction, aucun reproche : tout les blesse.

Dans la vie sociale, nous avons des types plus particuliers encore. C'est le vagabond, moderne Juif-Errant dont Meige a fixé la figure légendaire; c'est l'ivrogne par besoin de stimulation, par inertie le plus souvent — au cabaret, le désœuvrement, moins remarqué, pèse moins lourd ; — c'est la prostituée qui a besoin du souteneur, impuissante à faire elle-même sa vie, à vouloir en un mot.

Nous pouvons maintenant préciser définitivement le rôle de la neurasthénie dans l'évolution dégénérative. Déjà la tare acquise nous a montré la neurasthénie à l'origine des névroses et des déséquilibrements. En examinant de près les stigmates de nos neurasthéniques, nous leur avons reconnu les troubles essentiels de la dégénérescence. Nous avons vu le déséquilibrement présider à leur vie affective comme à leur vie intellectuelle. L'hérédité à laquelle ils n'arrivent pas toujours à se soustraire leur constitue un état civil dégénératif. Leur descendance, plus névropathe qu'eux-mêmes, affirme leur déséquilibrement. Et rappelons que sur le terrain de la névrose se développent souvent la phobie, l'obsession, l'impulsion.

Ce n'est pas tout. La névrose acquise nous montre le déséquilibre à sa source, et nous permet de rattacher la famille névropathique à la famille diathésique. Nous allons voir tout le fruit que nous pouvons tirer d'un pareil rapprochement ; nous tenterons auparavant d'esquisser le mécanisme de la névrose et de délimiter, si possible, ses frontières.

Le déséquilibre initial de la neurasthénie peut siéger un peut partout dans le système nerveux. Il reconnait assez habituellement, par l'exaspération d'un syndrome, une localisation primordiale. Limité parfois à cette seule localisation il diffuse aussi et la facilité de la généralisation dépend des énergies individuelles de chacun des centres. On comprend alors la genèse de chacun des stigmates essentiels.

La céphalée et la dépression générale sont probablement le résultat d'une hypéresthésie ou d'une asthénie des ganglions de la base. La volition défectueuse doit dériver d'une asthénie del'écorce. Les troubles gastriques, génito-urinaires peuvent tenir à desdésordres de certains territoires bulbo-médullaires ou même sympathiques.

Toutes ces hypothèses probables rapprochent la neurasthénie des autres névroses comme le font encore les nombreux points de convergence de toute la famille névropathique vers la vie quotidienne. Tous les membres de la famille semblent accessibles aux mêmes causes, relever tous d'une prédisposition, véritable terre commune, où germent, selon les circonstances, les diverses maladies nerveuses.

Il semble que les névroses se pénètrent réciproquement et se prolongent l'une par l'autre.

Et il est digne d'intérêt de voir les manifestations douloureuses débuter, pour ainsi dire, dans les neurasthénies, les désordres de l'anesthésie générale et psychique former le fond de l'hystérie, et l'épilepsie pousser le circuit dans la perturbation de l'élément moteur.

Est-ce que l'involution, en s'accentuant, ne paraît point surmonter progressivement les résistances qu'une fonction oppose généralement à la désorganisation ? La souffrance est le cri d'alarme de la vie physiologique perturbée, l'insensibilité prolonge une hypéresthésie épuisée, le déséquilibre et la dissociation sont la conséquence de la résistance vaincue et des sensibilités émoussées.

Nous sommes ainsi amenés à parler des frontières de la neurasthénie. Il y a des neurasthéniques, des états neurasthéniques, mais on ne peut parler d'une neurasthénie pour la délimiter.

Quand donc devient-on neurasthénique et pourquoi?

Quand devient-on neurasthénique ?

La Salpêtrière répond : dès qu'on présente des stigmates de la neurasthénie.

Cependant la neurasthénie manque de signes objectifs, tout est subjectif chez elle ; elle ne s'extériorise qu'à un âge avancé alors que l'individu est depuis longtemps neurasthénique.

Puis qui est exempt de la céphalée, de digestion difficile, de points douloureux ? Qui peut prétendre à la fermeté de toutes ses volitions ? Qui n'a jamais eu de dépression cérébrale ? Est-ce que nous ne nous endormons pas tous quelque peu neurasthénisés ? Veut-on pour sauver la névrose d'une confusion assigner à ses stigmates des caractères de permanence et de gravité? Les neurasthénies locales ruinent cette conception et mieux vaut, croyons-nous, abandonner toutes ces distinctions. Arndt l'a fait en Allemagne, il a renoncé à chercher les limites de la neurasthénie, car dans la vie physiologique la plus impeccable quelque chose persiste toujours d'incomplètement réparé et ce quelque chose nous tue.

Levillain s'est élevé contre la généralisation de Arndt ; mais lui-même n'a pu échapper à la généralisation qu'en créant une sous-névrose, le nervosisme. Et le nervosisme devient le fond commun sur lequel peuvent germer et croître les différentes branches de la famille névropathique.

Il devient un état particulier d'excitabilité facile et de dépression finale. Mais il est déjà le déséquilibre et rappelons-nous que le déséquilibre tout au moins intermittent représente la règle, de telle sorte que les névropathes de Levillain, Mathieu, Soupault, c'est un peu tout le monde et que le terrain du nervosisme, c'est le terrain même sur lequel évolue l'humanité.

La vie normale crée la névropathie comme elle engendre toutes les diathèses et le lien commun à toutes ces régressions, Féré le trouve dans l'hérédité. « La dégénérescence, dit-il, est la dissolution de l'hérédité. Elle se montre aussi bien lorsqu'elle est acquise que lorsqu'elle est congénitale. Le renouvellement incessant de nos éléments anatomiques, qui maintient les formes extérieures et les propriétés héréditaires, constitue un véritable processus d'hérédité, qui peut être troublé lui-même par la plupart des agents susceptibles de troubler l'embryogenèse, ces troubles de la nutrition peuvent avoir des conséquences durables et véritablement dégénératives. »

Dailly, Chambard ont insisté comme Féré sur les connexions des névroses et des diathèses. Vigouroux va même plus loin. Fondant ses allégations sur des analyses d'urines, il conclut dans les termes suivants : Tous les neurasthéniques sans exception sont des arthritiques. Sûrement la connexité est étroite entre tous les grands modes de déchéance malgré qu'il soit impossible d'apprécier les degrés de cette parenté, de localiser et de différencier les éléments spécifiques de chacun d'eux.

Et le pourquoi, et l'origine de tous ces troubles morbides ? Des généralisateurs ont répondu, introduisant dans leur genèse des dégénérescences un peu de leur tempérament, de leur goût. Et Bouchard voit au début un trouble nútritif de la cellule, Lancereaux explique par l'herpétisme. Charcot et son école par la névropathie, terrain d'évolution de toutes les névroses. Mais chercher ainsi l'unité du terrain, c'est peut-être courir après une ombre. Une chose existe : c'est la vie qui n'est qu'une perpétuelle réaction entre l'organisme et le milieu. A chaque excitation succède un épuisement qui se traduit par une dépression correspondante et adéquate, par une fatigue. La neurasthénie est une fatigue chronique, la fatigue est une neurasthénie passagère. Toutes deux sont des épuisements et vont jusqu'à la mort. Toutes deux luttent contre ce principe d'évolution qui est la raison de la vie et que traduit l'hérédité.

Elles entraînent des perturbations fonctionnelles, qui sont des déséquilibres ; elles aboutissent à des dissociations qui sont des névroses et finissent dans une dissolution progressive qui constitue l'involution régressive et ses étapes vers la dégénérescence finale.

CONCLUSIONS

I. — La dégénérescence présente un triple criterium : prédisposition, involution et déchéance finale.

II. — La fonction mentale n'est pas la seule à obéir, dans des conditions données, à la dégénérescence. La régression mentale n'est qu'un mode de la régression biologique.

III. — Dans ces conditions, les aliénés héréditaires simples et les névrosés entrent dans le groupe des dégénérés.

IV. — La neurasthénie n'est qu'un syndrome. Elle peut être acquise ou héréditaire. Par l'acquis, elle se rattache à la vie physiologique normale. Par l'hérédité, elle devient la source de toutes les névropathies.

V. — La prédisposition, l'involution et la déchéance finale justifient l'entrée du neurasthénique dans le groupe des dégénérés.

INDEX BIBLIOGRAPHIQUE

1821. FRANCK........ *De neuralgia et neuritide* (Leipzig).
1832. BRACHET.......... *Recherches sur la nature et le siège de la névro-spasmie.*
1844. VALEIX .... *Traité des névralgies.*
CERISE............ *Des fonctions et des maladies nerveuses.*
1847-1850 LUCAS......... *Traité de l'hérédité naturelle.*
1857. MOREL............ *Traité des dégénérescences de l'espèce humaine.*
MONNERET......... *Traité de pathologie générale.*
1859. MOREAU DE TOURS.. *Psychologie morbide.*
1860. SANDRAS......... *Traité pratique des maladies nerveuses.*
BOUCHUT.......... *De l'état nerveux aigu et chronique.*
1861. GRIESINGER........ *Traité des maladies mentales.*
1862. MARIE............ *Traité pratique des maladies mentales.*
1864. MOREL............ *De la formation du type dans les variétés dégénérées.*
1869. W.-P. BALL....... *Les effets de l'usage et de la désuétude.*
1872. MAGNAN.......... *De l'alcoolisme.*
1873. LEGRAND DU SAULLE *Leçons sur la folie héréditaire.*
1878. SPENCER.......... *Principes de sociologie.*
1880. BEARD.......... *A pratical treatise on nervous exhaustion.* (New-York).
1881. RIBOT......... *Les maladies de la mémoire.*
DALLY............ *Dégénérescence* (Dict. encyc. des s. méd.)
LUYS............. *Traité clinique et pratique des maladies mentales.*
ARNDT............ *Neurasthenie in Eulenburg's Encyclopædie.*
1882. MŒBIUS.......... *Die Nervositat* (Leipzig).
MAGNAN.......... *Impressions de Sainte-Anne.*

1882-1883 Charcot et Magnan.. . *Inversion du sens génital. De l'onomatomanie.*
1883. Huchard et Axenfeld..... *Traité des névroses.*
1884. GARNIER........ Société médico-psychologique (juillet).
WESTPHALL........ *Société de psychologie de Berlin.*
JASTROWITZ .... *Société de psychologie de Berlin.*
FÉRÉ............. *La famille névropathique.*
1885. FALRET.......... *Société méd. psych.* (avril).
MAGNAN.......... *Société méd. psych.* (avril).
BOUCHARD......... *Les maladies par ralentissement de la nutrition.*
ARNDT............ *Les neurasthéniques* (Vienne).
GUYON............ *Leçons cliniques sur les maladies urinaires.*
1886. COTARD........... *Société méd. psych.* (janvier).
BOUCHEREAU....... *Société méd. psych.* (janvier).
CHARPENTIER....... *Société méd. psych.* (février).
CHRISTIAN......... *Société méd. psych.* (mai).
MAGNAN.......... *Société méd. psych.* (juin).
GARNIER.......... *Société méd. psych.* (octobre).
LEGRAIN.......... *Du délire des dégénérés.*
DÉJERINE.......... *L'hérédité dans les maladies nerveuses.*
SAURY............ *Etude sur la folie héréditaire.*
RODET............ *Actions nerveuses d'arrêt.*
LANCEREAUX ...... *Traité de l'herpétisme.*
WUNDT........... *Eléments de psychologie physiologique.*
1887. BALLET........... *Le langage intérieur.*
Fr. FRANCK .... *Leçons sur les fonctions motrices.*
GARNIER.......... *Anomalies du sens génésique chez les dégénérés.*
GRENIER......... *Contribution à l'étude de la descendance des alcooliques.*
SAVAGE.......... *De l'alternance des névroses.* (J. of mental science).
LAFOSSE. .... *La céphalée neurasthénique.*
ZIEMSSEN......... *Di Neurasthenie und ihre Behandlung.* (Leipzig).
1888. SERGI............ *Les dégénérescences humaines* (Milan).
MEYNERT......... *Psychiatrie* (Bruxelles).
1889. BALL.......... *Société méd. psych.* (mai).
MAGNAN.......... *Congrès d'anthropologie criminelle.*
BROWN-SEQUARD ... *Champ d'action de l'inhibition.* (Arch de physiologie).

1882.	Paulhan...........	*L'activité mentale et les éléments de l'esprit.*
	Pierre Jeannet....	*L'automatisme psychologique.*
	Tarnowsky........	*Etude sur les prostituées.*
1891.	Régis.............	*Les neurasthénies psychiques* (J. de méd. de Bordeaux).
	Pitres............	*Congrès de l'avancement des Sciences.*
	Blocq.............	*La topoalgie* (Gaz. hebd).
	Bouveret..........	*La neurasthénie.*
	Levillain.........	*La neurasthénie.*
	Blocq.............	*La neurasthénie et les neurasthéniques.*
	Bourdon...........	*Résultat des théories contemporaines.*
	Léo Errera........	*Loi de la conservation de la vie* (Revue philosophique).
	Blocq.............	*Les stigmates de l'hystérie.*
1892.	Régis.............	*Manuel de médecine mentale.*
	Janet.............	*Etat mental des hystériques.*
	Nordau............	*Entartung* (Berlin).
	Magnan............	*Héréditaires dégénérés.* (Archives de Neurologie).
	Mathieu...........	*La Neurasthénie.*
1893.	Vigouroux.........	*Neurasthénie et arthritisme.*
	Achard............	*Manuel de médecine* (t. III).
	Meige.............	*Le Juif Errant à la Salpêtrière.*
	Huchard...........	*Les algies centrales des neurasthéniques* (Soc méd. des Hôp.).
	Fournier..........	*Les affections parasyphilitiques.*
	Soupault..........	*Les dyspepsies nerveuses.*
	Magnan............	*Recherche sur les centres nerveux.*
	Ferri.............	*La sociologie criminelle.*
	Sanson............	*L'hérédité normale et pathologique.*
	Novicow...........	*Les luttes entre les sociétés humaines.*
	Durkheim..........	*La division du travail social.*
	Ribot.............	*Les maladies de la volonté.*
1894.	Manouvrier........	*La volonté* (Revue de l'hypnotisme).
	Guinon............	*La neurasthénie* (Manuel de médecine t. IV).
	Mosso.............	*La fatigue.*
	Destrée...........	*Clinique thérapeutique* (J. de méd. Bruxelles).
1895.	Dallemagne........	*Dégénérés et déséquilibrés.*

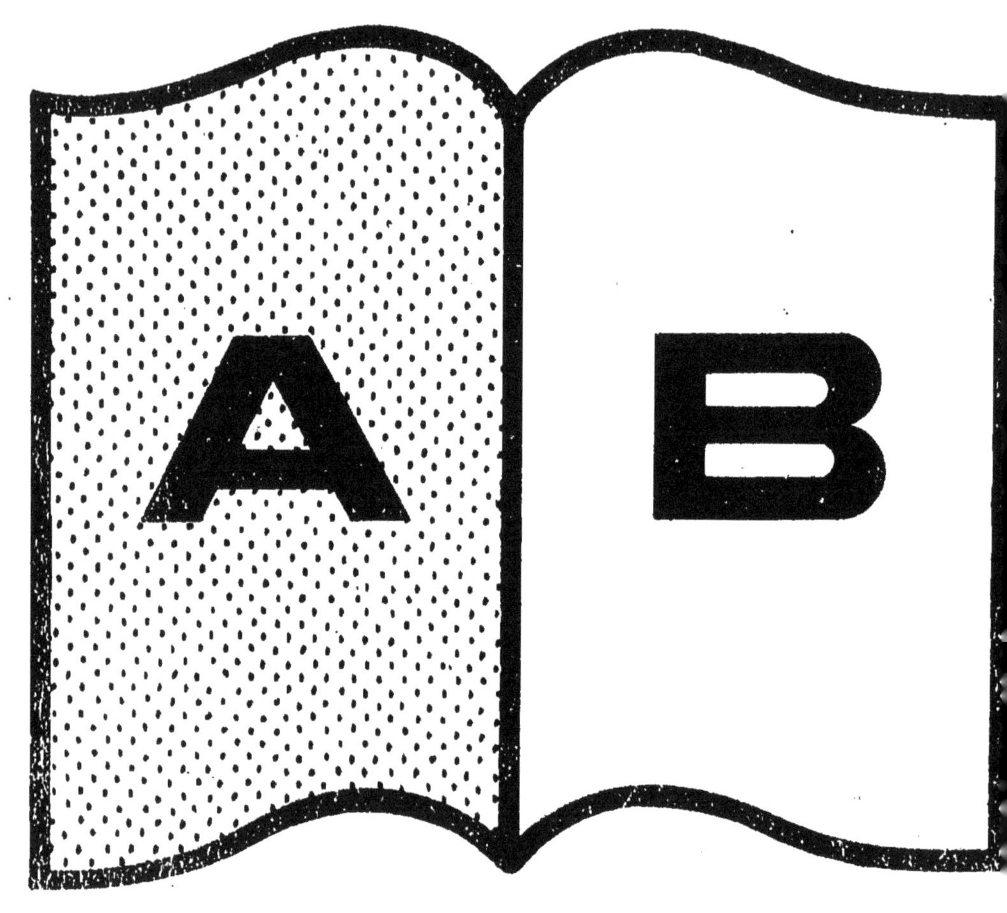

Contraste insuffisant

NF Z 43-120-14

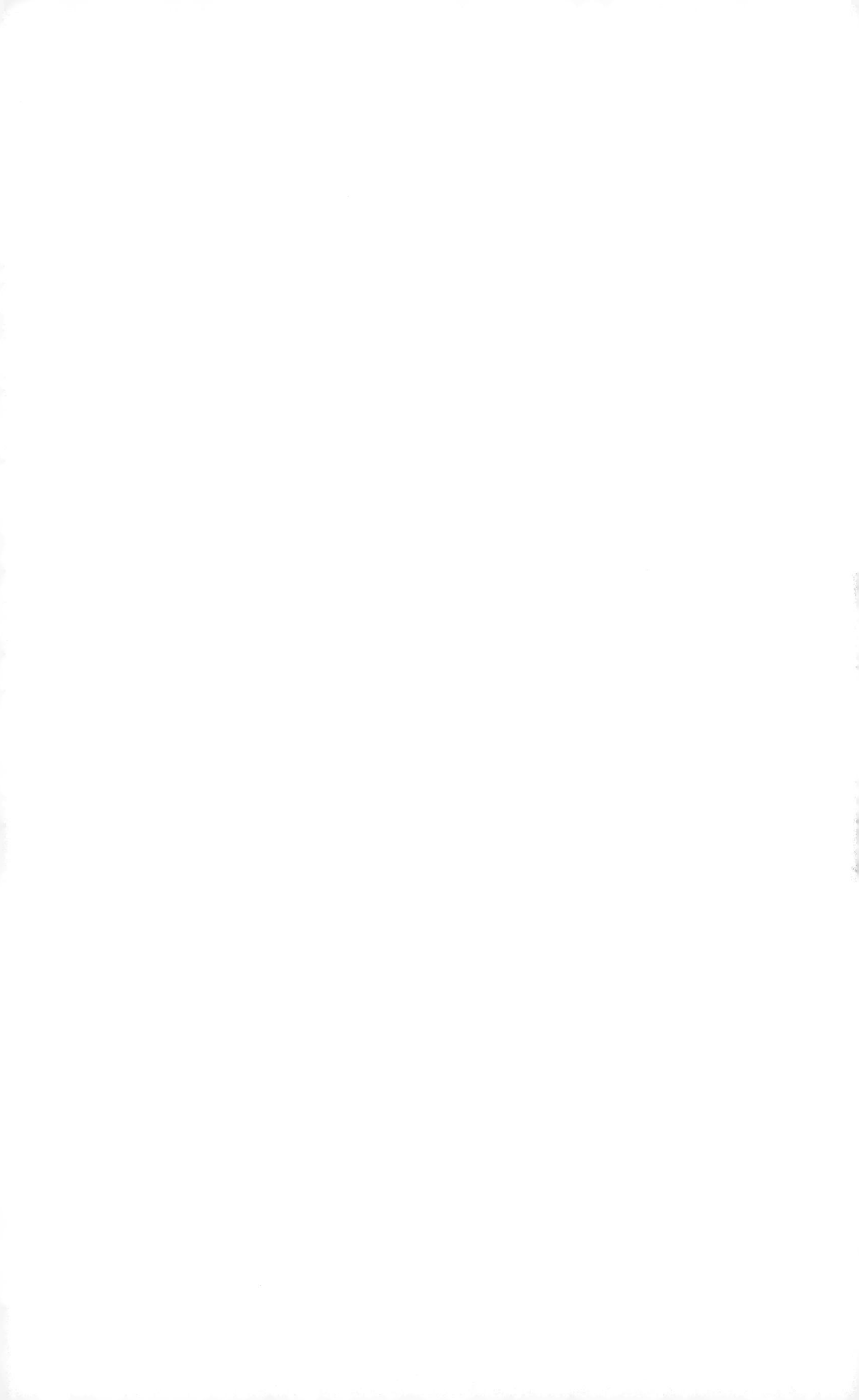

www.ingramcontent.com/pod-product-compliance
Ingram Content Group UK Ltd.
Pitfield, Milton Keynes, MK11 3LW, UK
UKHW021122230726
13926UKWH00002B/607